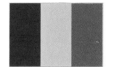

벨기에
Belgium

베냉
Benin

르체고비나
erzegovina

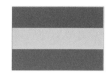

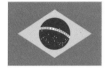

볼리비아
Bolivia

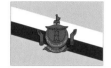

브라질
Brazil

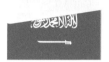

브루나이
Brunei

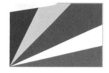

사우디아라비아
Saudi Arabia

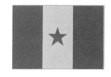

세이셸
Seychelles

세네갈
Senegal

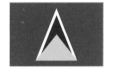

세인트루시아
Saint Lucia

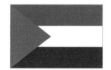

수단
Sudan

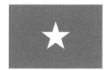

소말리아
Somalia

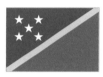

솔로몬제도
Solomon Islands

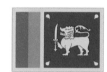

스리랑카
Sri Lanka

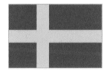

스웨덴
Sweden

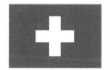

스위스
Switzerland

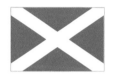

스코틀랜드
Scotland

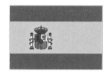

스페인
Spain

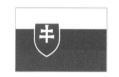

슬로바키아
Slovakia

시리아
Syria

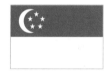

싱가포르
Singapore

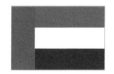

아랍에미리트
United Arab Emirates

아루바
Aruba

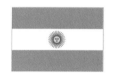

아르헨티나
Argentine

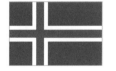

아이슬란드
Iceland

아일랜드
Ireland

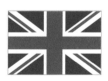

영국
United Kingdom(UK)

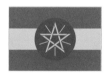

에티오피아
Ethiopia

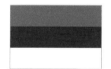

에스토니아
Estonia

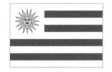

우루과이
Uruguay

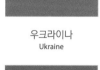

우크라이나
Ukraine

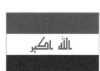

오만
Oman

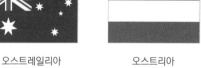

오스트레일리아
Australia

오스트리아
Austria

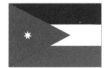

요르단
Jordan

온두라스
Honduras

이라크
Iraq

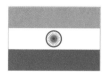

이스라엘
Israel

인도
India

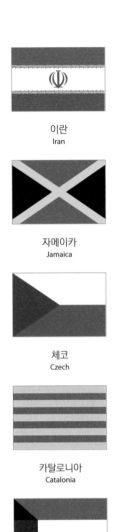

이란 Iran	이집트 Egypt	이탈리아 Italy	인도네시아 Indonesia	일본 Japan

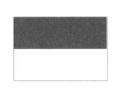

자메이카 Jamaica	중국 China	중앙아프리카 공화국 Central African Republic	조지아 Georgia	차드 Chad

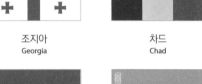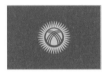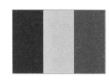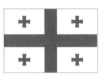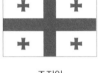

체코 Czech	칠레 Chile	키리바시 Kiribati	키르기스스탄 Kyrgyzstan	카자흐스탄 Kazakhstan

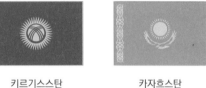

카탈로니아 Catalonia	캄보디아 Cambodia	캐나다 Canada	케냐 Kenya	쿠바 Cuba

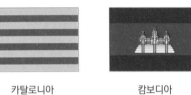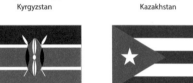

쿠웨이트 Kuwait	크로아티아 Croatia	타지키스탄 Tajikistan	탄자니아 Tanzania	태국 Thailand

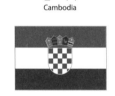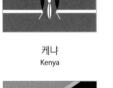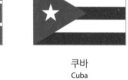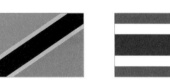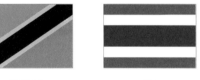

터키 Turkey	튀니지 Tunisia	토고 Togo	통가 Tonga	파나마 Panama

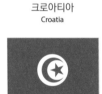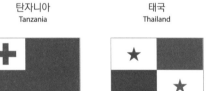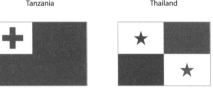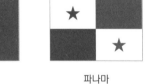

파키스탄 Pakistan	팔라우 Palau	페루 Peru	포르투갈 Portugal	폴란드 Poland

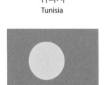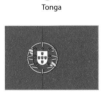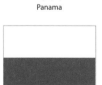

프랑스 France	핀란드 Finland	필리핀 Philippines	헝가리 Hungary	홍콩 Hong Kong

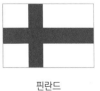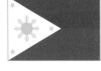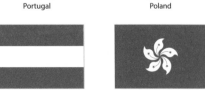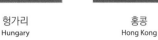

글로벌 시리즈 ❻

엄마·아빠
온 가족이
함께 읽는

미세먼지와 황사, 코로나19 극복하기

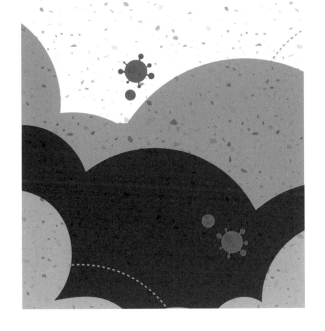

배수현

가나북스

Contents

Prologue 7

① 황사와 미세먼지가 뭐예요? 10

② 궁금증 해결하기 15

    》》》 참고해주세요! 미세먼지 크기 비교 · 18

③ 황사와 미세먼지를 극복하기 위한 주의점 20

    》》》 참고해주세요! 생활주변 미세먼지 줄이기 10가지 국민실천약속 · 23

④ '의약외품' 보건용 마스크 24

    》》》 참고해주세요! 올바른 마스크 착용 방법 · 29

⑤ 코로나바이러스감염증-19(COVID-19) 30

Message 34

대기오염은
온 인류의 건강과 생명을
해치는 해악이다

미세먼지를 포함한 대기오염은 인류의 가장 큰 위협이 되고 있다. 세계보건기구(WHO)는 '2019년 건강을 위협하는 10대 요인'의 첫 번째로 '대기오염과 온난화'를 꼽았다. WHO에 따르면 매년 대기오염으로 조기 사망자는 700만 명이나 된다고 한다. 마찬가지로 한국인들도 미세먼지를 생명을 위협하는 가장 심각한 환경 이슈로 꼽고 있다.

세계에서 가장 미세먼지 농도가 짙은 인도 '의학연구위원회(ICMR)'의 보고서에 따르면 2017년 인도의 대기오염 관련 사망자 수는 124만 명에 달한다고 발표했다. 이는 전체 사망자 가운데 8명 중 1명이 대기오염으로 목숨을 잃는다는 것이다. 이 보고서는 대기오염이 흡연을 제치고 1위에 올랐다고 지적했다.

이처럼, 우리에게도 대기오염의 심각성은 더욱 커져만 가고 있는 현실이다. 때문에 이러한 현실을 대처하기 위한 노력이 절실히 필요하다. 그러면 해마다 찾아와 우리 가족의 건강을 해치는 불청객인 미세먼지와 황사에 대하여 알아보기로 하자.

그리고 갑작스럽게 찾아온 코로나바이러스감염증-19에 대하여도 생각해 보았다.

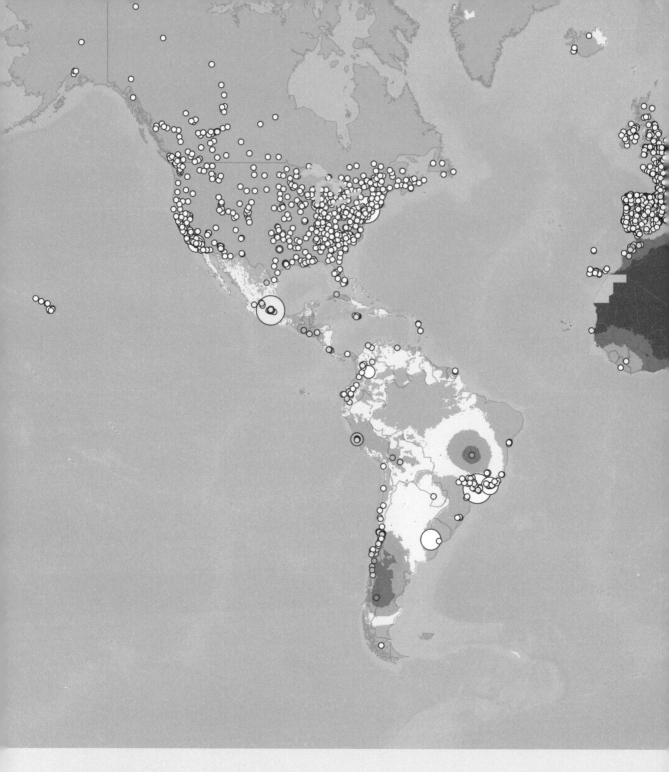

전 세 계
미세먼지
분 포 도

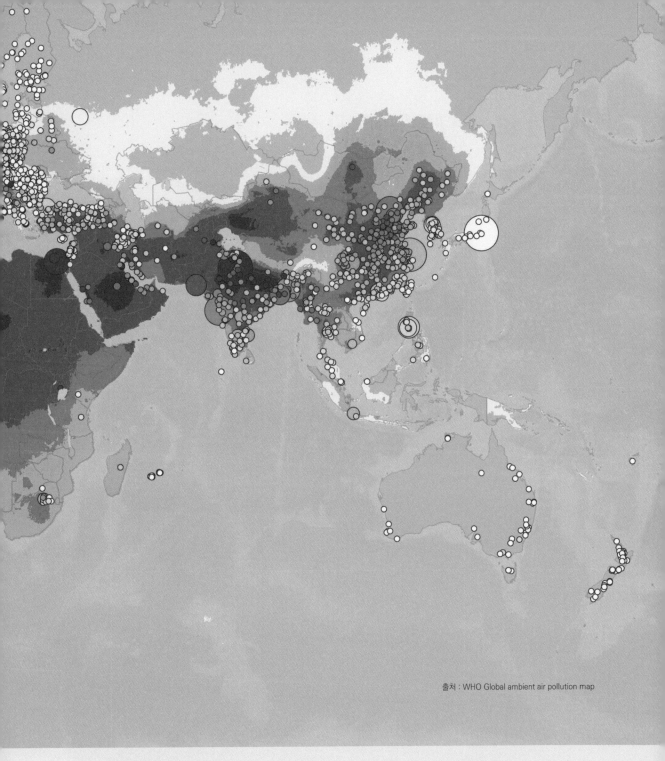

출처 : WHO Global ambient air pollution map

PM2.5(ug/m³)

- ■ < 10
- ■ 11~15
- ■ 16~25
- ■ 26~35
- ■ 36-69
- ■ >70

황사와 미세먼지가 뭐예요?

01.
황사
모래
먼지

🔵 황사란 무엇인가요?

황사는 여름철을 제외하고 봄, 가을, 겨울에 나타난다. 주로 중국 북부나 몽골의 건조, 황토 지대에서 바람에 날려 올라간 미세한 모래 먼지가 대기 중에 퍼져서 하늘을 덮었다가 서서히 강하하는 현상 또는 강하하는 흙먼지를 말한다.

보통 저기압의 활동이 왕성한 3~5월에 가장 많이 발생하며 때로는 상공의 강한 서풍을 타고 우리나라를 거쳐 일본, 태평양, 북아메리카까지 날아간다. 이때, 황사 현상이 나타나면 태양은 빛이 가려져 심하면 황갈색으로 보이고 흙먼지가 내려쌓이는 경우가 많이 있다.

중요한 것은 황사는 봄철에만 나타나는 것이 아니라 여름을 제외한 모든 계절에 발생할 수 있다는 점이다.

어떻게 발생하나요?

우리나라에서 황사가 발생하기 위한 조건은 발원지에서 먼지 배출량이 많아야 한다.

또한 발원지에 강수량이 적고, 증발이 잘 되며 겨울과 봄에 풍속이 강한 기상조건이 동반되기 때문에 봄철 해빙기에 토양이 잘 부서져 흙먼지가 공중에 부유하기에 적당한 20마이크로미터 이하의 먼지가 대량으로 배출되게 되는 것이다. 특히 지표면에 식물이 없으면 먼지가 많이 배출되는 원인이 되기도 한다.

어디서 발원하나요?

황사의 주요 발원지는 중국과 몽골의 사막지대로 타클라마칸, 바다인자단, 텐겔, 오르도스, 고비지역, 만주, 황하 중류, 황토지대의 황토고원 등이 있다.

만주에서 황사가 발원하는 경우는 매우 드물지만 한반도에 가장 근접한 발원지이기 때문에 황사 발원 시 가장 빨리 영향을 줄 수 있다.

어디로 이동하나요?

편서풍

위도 30~65도 사이의 중위도 지방에서 일 년 내내 서쪽으로 치우쳐 부는 바람

모래먼지는 서쪽에서 동쪽으로 부는 바람인 '편서풍'을 타고 우리나라로 이동하게 되는데 수송되기 위해서는 약5.5km 고도의 편서풍 기류가 우리나라를 통과해야 하는 것이다.

또한, 이렇게 상공에 부유하는 황사가 우리나라 지표면에 낙하하려면 고기압이 위치하여 하강기류가 발생할 때 가능하다.

02.
미세
먼지

🔵 미세먼지란 무엇인가요?

우리 눈에 보이지 않는 아주 작은 물질로 대기 중에 오랫동안 떠다니거나 흩날려 내려오는 직경 10㎛이하의 입자상 물질이다.

석탄, 석유 등의 화석연료가 연소될 때 또는 제조업 공장, 자동차 매연 등의 배출가스에서 나오며 기관지를 거쳐 폐에 흡착되어 각종 폐질환을 유발하는 대기오염물질인 것이다.

또한 미세먼지는 먼지에 여러 오염물질이 엉겨 붙어 있기 때문에 암을 유발하기도 한다는 황산염 등의 이온 성분과 탄소화합물, 금속화합물의 1급 발암물질로 이뤄져 있다.

이름은 먼지지만 먼지가 아니고 연기라고 해야 이해하기 쉽다. 생활 속이나 공장 굴뚝에서 나와 공기를 탁하게 만드는 연기인 것이다. 그런데 입자가 작아 세포를 뚫고 들어갈 수도 있기 때문에 그 위험성은 심각하다. 연탄에서 나오는 가스 같은 것이 미세먼지라고 보면 되겠다.

🔵 황사와는 어떻게 다른가요?

제일 크게 볼 수 있는 황사와 미세먼지의 차이점으로는 황사는 내몽골 사막 모래가 날라 온 것으로 토양 성분이 대부분이지만 미세먼지는 자동차연료나 공장에서 화석연료가 타면서 발생하는 이온성분과 광물성분으로 이루어졌다는 사실이다. 미세먼지는 머리카락 굵기의 1/6정도로 아주 작은 크기이고 초미세먼지는 머리카락 굵기의 1/20정도로 호흡기관에 심각하게 영향을 주게 된다.

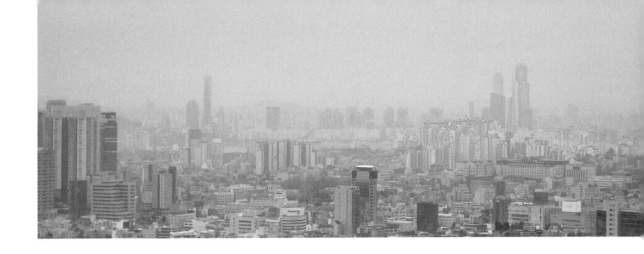

시정

목표물을 명확하게 식별할 수 있는 최대 거리. 대기의 혼탁도를 나타내는 척도로 쓰인다. 거리에 따라 0~9 계급으로 나눈다.

황사나 스모그 둘 다 미세먼지 농도에 영향을 끼쳐, 황사나 스모그의 고농도 발생 시 **시정**(visibility)을 악화시켜 대기가 뿌옇게 보이고, 호흡기에 악영향을 끼치는 것으로 알려져 있다. 하지만 황사가 중국 몽골의 건조지대에서 강한 바람에 의해 높은 대기로 불어 올라간 흙먼지가 바람을 타고 이동해 지상으로 떨어지는 자연현상인 반면, 고농도의 미세먼지 발생은 자동차, 공장, 가정 등에서 사용하는 화석연료 사용으로 배출된 인위적 오염물질이 주요 원인이 된다.

지속되는 미세먼지와 황사로 호흡기 건강에 적신호가 켜지며 황사와 미세먼지의 차이점, 예방법 등에 대한 관심이 높아지고 있다. 호흡기 건강을 위협하는 황사와 미세먼지는 중국에서 불어오는 점은 같지만, 포함 성분이나 인체 유해성 정도에서 차이를 보인다.

황사는 중국의 사막에서 우리나라로 불어오는 모래바람으로 알칼리성이며 먼지보다 입자가 큰 모래가 많이 섞여 있지만, 미세먼지는 자동차 배기가스, 난방, 담배 연기, 공장 등의 화석연료의 연소과정에서 발생되어 인체에 유해하다.

미세먼지(pm10)는 지름이 $10\mu m$이하인 먼지를 말하며, 입자가 머리카락 굵기의 1/6 정도로 아주 작은 크기이다. 초미세먼지(pm2.5)는 먼지 입자의 직경이 $2.5\mu m$이하의 먼지를 말하며 크기는 머리카락 굵기의 1/20정도로 호흡으로 들이마셨을 경우, 폐 포까지 깊숙이 침투한다. 미세먼지는 중금속, 유독성 화학물질, 오염물질 등 이온 성분과 광물 성분이 다량 함유돼 있어 폐에 부담으로 작용하고 마른 기침을 유발하는 등 호흡기 건강에 즉각적인 영향을 끼친다.

내몽골

몽골의 영역 가운데 고비 사막 남쪽의 옛 이름.

중국에서 불어오는 황사는 내몽골의 사막지대에서 날아오지만, 모래바람이 우리나라로 이동할 때 현재 중국에서 앓고 있는 스모그를 지나온다면 스모그에 포함된 대기오염물질까지 함께 싣고 날아올 가능성이 높다.

미세먼지 농도가 짙은 날이나 황사가 심한 날은 가급적 외출하지 않는 것이 좋지만, 그렇다고 일상생활을 하지 않을 수는 없다. 미세 먼지는 입자가 작아 호흡기뿐만 아니라 피부트러블, 혈관건강을 해칠 수 있고 황사는 눈과 알레르기 질환에 악영향을 끼친다.

이렇듯 황사와 미세먼지는 전체적인 건강을 위협하기 때문에 생활 습관을 잘 지키는 것이 무엇보다 중요하다. 외출 시 마스크와 선글라스 등을 착용해 호흡기와 안구에 이물질이 쌓이지 않도록 하며, 외출 후에는 옷을 잘 털어내고 중금속 등이 함유된 미세먼지의 체내 유입을 최소화하기 위해 손 씻기, 세안, 가글 등으로 청결을 유지해야 한다.

특히 건조한 바람이 부는 봄은 호흡기로 유입되는 이물질의 양이 많기 때문에 가글이나 양치로 입 속을 씻어내고 콧속도 씻어내야 한다.

호흡기 건강은 체내 유입을 최소화하기 위한 청결도 중요하지만, 이미 체내에 쌓인 미세먼지 등 이물질을 몸 밖으로 배출하기 위해서는 수분 섭취량을 늘리는 것도 잊지 말아야 한다.

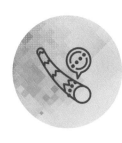

Q. 미세먼지와 일반먼지는 어떻게 구분하나요?

A-1. 먼지는 …

먼지란? 대기 중에 떠다니는 입자상 물질로 입자의 크기에 따라 50㎛이하인 총 먼지(Total Suspended Particles)와 입자 크기가 매우 작은 미세먼지(Particulate Matter)로 구분한다.

A-2. 미세먼지는 …

미세먼지는 지름이 10㎛보다 작은 미세먼지(PM10, 머리카락 지름의 약 1/6)와 지름이 2.5㎛보다 작은 미세먼지(PM2.5, 머리카락 지름의 약 1/25)를 말한다.

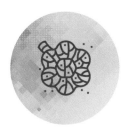

Q. 미세먼지는 주로 무엇으로 구성되어 있나요?

A. 미세먼지 구성 성분은 발생 지역이나 계절, 기상조건 등에 따라 달라질 수 있으나 일반적으로 대기오염물질이 공기 중에서 반응하여 형성된 덩어리(황산염, 질산염)와 석탄, 석유 등 화석연료를 태우는 과정에서 발생하는 탄소 류, 지표면 흙먼지 등에서 생기는 광물 등으로 구성되어 있다.

Q. 미세먼지는 황사와 다른가요?

A. 앞서 정의한 바와 같이 미세먼지는 황사와 다르다. 황사는 중국 내몽골 사막에서 강한 바람으로 인해 자연적으로 만들어진 모래와 흙먼지가 대부분으로 칼슘, 철분 등 토양성분으로 구성되어 있지만 미세먼지는 주로 산업시설, 자동차 배기가스 등 사람들의 활동 중에 발생하는 것으로 중금속, 유해화학물질 등으로 되어 있다.

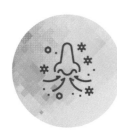

Q. 미세먼지는 어떻게 몸속으로 들어오나요?

A. 대부분의 먼지는 코털 또는 기관지 점막에서 걸러져 배출되지만, 미세먼지는 입자의 지름이 매우 작아 코, 구강, 기관지에서 걸러지지 않고 우리 몸속까지 스며들게 된다. 같은 농도에서 입자크기가 작은 PM2.5는 PM10보다 넓은 표면적을 갖기 때문에 다른 유해 물질들이 더 많이 흡착될 수 있고 기관지에서 다른 인체기관으로 이동할 가능성이 높다.

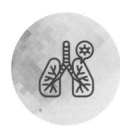

Q. 미세먼지가 건강에 얼마나 해로운가요?

A. 미세먼지가 우리 몸속으로 들어오면 면역세포가 반응하여 몸의 각 기관에서 부작용인 염증반응이 발생되어 천식, 호흡기, 심혈관계 질환 등이 유발될 수 있다. 미세먼지 농도가 $10\mu m/m^3$ 증가할 때마다 만성폐질환으로 인한 입원율은 2.7% 증가하며 미세먼지 농도가 $10\mu m/m^3$ 증가할 때마다 폐암 발생률이 9% 증가하는 것으로 보고된 바 있다.

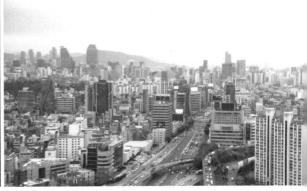

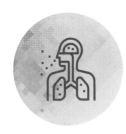

Q. 황사와 미세먼지는 건강에 어떻게 안 좋은가요?

A. 1급 발암물질로 분류된 미세먼지와 황사를 들이마셨을 때 폐포까지 깊숙하게 침투하는 성질을 가지고 있다. 그리고 미세먼지는 중금속, 유동성 화학물질, 오염물질 등의 이온성분과 광물 성분이 다량 함유되어 있기 때문에 폐에 부담이 되고 마른기침을 유발하는 등으로 호흡기 건강에 악영향을 끼치기도 한다.

황사와 미세먼지의 성분은 다르지만 건강에는 모두 나쁘다는 점은 같기 때문에 수분 섭취량도 늘려주는 것이 좋다. 또한 외출 시 마스크와 선글라스 등을 착용하여 호흡기와 안구에 이물질이 쌓이지 않도록 하는 것이 좋고 외출 후엔 옷을 잘 털어내야 하고 손 씻기, 세안, 가글 등으로 청결을 유지해야 한다.

미세먼지 크기 비교

봄이 되면 더욱 심해지는 '황사'는 종종 '미세먼지'와 혼동된다. 대기오염의 주범으로 여겨지며, 호흡기 건강에 악영향을 미치는 '황사'와 '미세먼지'는 무엇이고, 어떤 차이가 있을까?

'황사'는 주로 중국, 몽골의 사막지대 등에서 불어오는 흙먼지다. 저기압의 활동이 왕성한 3~5월에 많이 발생하며, 강한 서풍을 타고 우리나라를 거쳐 북아메리카까지 날아간다. 황사는 삼국유사에 '흙비가 내렸다'는 기록이 있을 정도로 오래된 현상이다. 원래 황사의 성분은 토양과 같았지만 요즘은 중국의 산업화 지역을 거치며 중금속 농도가 증가해 문제가 되고 있다.

'미세먼지'는 석탄, 석유 등 화석연료가 연소할 때 나오는 유독물질·중금속 등이 대기 중 광화학 반응을 일으켜 만들어지는 유해물질이다. 주로 제조업, 자동차 매연이나 담배 연기, 바비큐 등 연기가 많이 나는 음식 조리 과정에서 발생한다. 미세먼지는 일부 광물 성분도 있으나 대부분 탄소 또는 이온 성분으로 이루어져 있다.

황사의 입자크기에 대한 기준은 없으나, 우리나라에 영향을 미치는 황사는 통상 1~10㎛수준이다. 직경이 10㎛이하인 먼지인 미세먼지는 10㎛이하인 PM10과 2.5㎛이하인 PM2.5로 구분된다.

황사는 대기를 뿌옇게 만들어 농작물 등의 생육 방해, 반도체 공장 등의 조업 방해 같은 악영향을 미친다. 미세먼지가 심할 때도 대기가 뿌옇게 변할 수 있지만, 입자가 작은 초미세먼지는 농도가 심할 때도 눈으로 구분할 수 없는 경우가 많다.

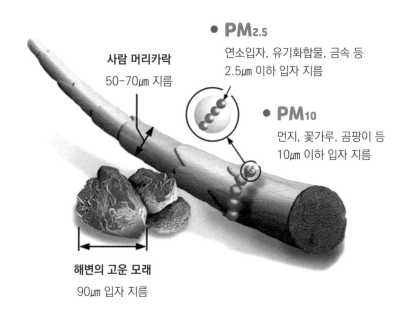

PM2.5
연소입자, 유기화합물, 금속 등
2.5㎛ 이하 입자 지름

사람 머리카락
50-70㎛ 지름

PM10
먼지, 꽃가루, 곰팡이 등
10㎛ 이하 입자 지름

해변의 고운 모래
90㎛ 입자 지름

　황사와 미세먼지는 모두 기관지염, 천식 등의 호흡기 질환이나 결막염, 피부 질환 등을 일으킬 수 있으며, 흡입 시에는 심혈관 질환이나 뇌혈관 질환의 발생을 증가시켜 사망 위험을 높인다. 하지만 이런 위험은 황사보다 미세먼지가 훨씬 심각하다. 미세먼지는 코점막을 통해 걸러지지 않고, 폐포까지 직접 침투하기 때문이다.

　황사는 토양의 산성화 예방이라는 긍정적 효과도 갖고 있지만, 미세먼지의 긍정적 영향은 거의 언급되지 않고 있다. 황사와 미세먼지로 인한 피해를 줄이려면, 예보제를 살펴보는 것이 좋다. 황사 예보는 옅은, 짙은, 매우 짙은 등 3가지 황사 강도를 적용하고 있으며, 황사 특보(주의보, 경보) 등을 시행하고 있다. 미세먼지는 PM10, PM2.5에 대해 '좋음', '보통', '나쁨', '매우 나쁨'의 4가지 예보단계를 적용 중이며, 미세먼지 경보제를 시행하고 있다.

※ 1㎛ = 1/1000mm
※ 이미지 출처 : 미국 환경보호청(EPA)

황사와 미세먼지를 극복하기 위한 주의점

01

미세먼지 전용마스크 착용

미세먼지를 피하기 위해서는 되도록 미세먼지가 많은 날에는 외출을 삼가는 것이 가장 좋다. 꼭 외출을 해야 한다면 미세먼지 전용 마스크를 꼭 착용하고, 귀가 후에는 양치질로 입안을 깨끗이 닦아줘야 한다.

02

환기 시 하루 2~3번, 3분 이내로 짧게

미세먼지가 많은 날에는 창문을 열지 않는 것이 좋다. 모 병원의 공공보건의료사업단에서는 "미세 먼지 농도가 높은 날 환기할 때는 창문을 하루 2~3번, 3분 이내로 여는 게 좋다"고 설명했고, 환기 타이밍은 요리와 청소 후를 추천했다.

03

두피 보호를 위해 모자 착용

미세먼지는 두피의 모공을 막아 피지 분지와 혈액순환 등 신진대사 기능을 방해하므로 모자를 착용해 두피를 보호하고, 외출 후에는 머리를 감아야 한다.

04

틈틈이 수분 섭취

물을 수시로 마시자. 호흡기로 들어간 미세먼지는 목을 잠기게 하고 따갑게 만들어 심하면 염증을 유발 할 수 있다고 한다. 물을 마시면 호흡기를 촉촉하게 유지하고 미세먼지를 걸러주는 효과가 있다.

05

깨끗한 샤워

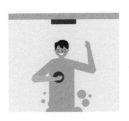

특히 미세먼지가 심한 날 외출 후에는 깨끗이 샤워를 하는 것이 좋다.

06

미세먼지 체내 축적 방지·배출에 효과 있는 음식 먹기

미세먼지로 인한 중금속이 체내에 축적되는 것을 막아주는 효과가 있는 좋은 음식으로는 미역, 과일, 채소 등을 섭취하여 주는 것이 좋다. 미세먼지는 소변, 땀, 가래 등으로도 일부 배출된다. 따라서 미세먼지가 심한 날에는 보호자도 아이들도 '물'을 많이 마셔라.

07

황사와 미세먼지 제거에 삼겹살이 도움이 될까?

삼겹살을 먹으면 황사와 미세먼지 제거에 도움이 된다는 것의 근거는 없다. 다만, 단백질 섭취로 면역력 향상에 도움을 줄 수는 있다.

08

중금속 배출하는 녹차, 오염된 혈액을 해독하는 물김치

녹차를 자주 마셔주는 것도 좋다. 녹차는 혈액의 수분 함량을 높여 소변을 통해 중금속을 빠르게 배출시켜 준다. 이밖에도 동치미 국물이나 각종 야채로 물김치를 담아 수시로 마시면 오염된 혈액을 해독시켜 준다고 한다.

09 조리 시 환풍구 필수

국내 어느 연구기관에서는 "조리 시 나오는 오염물질은 비흡연자의 폐암 발생 원인 중 하나로 알려져 있다"며 "실제 조리할 때 포름알데하이드, 이산화질소 같은 오염물질뿐 아니라 초미세먼지가 다량 발생하는 것으로 나타났다"고 정리했다. 즉, 고등어구이 등 요리를 할 경우 실내 미세먼지 농도가 나빠질 수 있다는 뜻이다. 주방에서 요리할 때는 환풍기를 필수로 가동하고 조리 시 조리도구 덮개를 이용하는 것이 좋고 굽거나 튀기는 음식보다는 찌거나 끓이는 음식이 미세먼지를 줄이는 조리법이라고 소개하였다.

10 청소할 때 주의!

미세먼지 청소법은 평소와 달라져야 한다. 진공청소기를 이용하면 먼지가 가라앉지 않고 떠다닐 수 있기 때문이다. 창틀과 문틈부터 청소해야 한다. 미세먼지가 창틀과 문틈에 숨어 있다가 공기가 좋은 날 환기 시 집안으로 들어올 수 있다. 일반적으로 청소기를 돌리고 물걸레 청소를 하는데, 물걸레질부터 한 뒤 청소기를 돌리는 것이 좋다.

11 비상저감조치

고농도 미세먼지 발생 시 전국 시, 도 에서는 자동차 운행 제한, 배출시설 가동률 조정, 휴교, 휴업, 시차 출, 퇴근 등을 시행하는 것을 말한다. 환경부에서는 2019년 2월 15일부터 "미세먼지저감 및 관리에 관한 특별법(미세먼지법)"을 시행하고 있다.

"생활주변 미세먼지 줄이기"
10가지 국민실천약속

… 불법 소각 근절하기

01

폐기물 소각하지 않기

… 날림 먼지 예방하기

02

도로변 불법
주·정차 하지 않기

03

공터에 식물 심기

… 친환경 운전하기

04

친환경 자동차 타기

05

공회전 하지 않기

06

3급하지 않기
급출발/급가속/급감속

… 가정 내 미세먼지 줄이기

07

친환경 보일러 설치하기

08
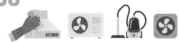

주방후드/에어컨/진공청소기
필터 자주 청소하기

09

에너지 효율이 높은 가전제품 사용하기

10

요리방법 건강하게 바꾸기
구이/튀김 → 삶기/찌기

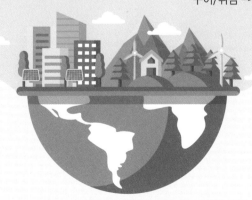

④

'의약외품' 보건용 마스크

01.
주의점

🏛 보건용 마스크 착용 시 주의점

'의약외품'으로 허가받은 보건용 마스크는 추위로부터 얼굴을 보호 하는 방한대 등 일반 마스크와 달리 미세입자 를 걸러내는 성능을 가지고 있으므로 미세먼지, 황사로부터 호흡기를 보호하기 위해서는 보건용 마스크를 착용하여야 한다.

⊘ 허가된 보건용 마스크는 95개사 543개 제품(2019년 03월 05일 기준)이 있다.

⊘ 허가된 보건용 마스크 제품에는 입자차단 성능을 나타내는 KF80, KF94, KF99문자가 표시되어 있는데 KF뒤에 붙은 숫자가 클수록 미세입자 차단 효과가 더 크지만 숨쉬기가 어렵거나 불편할 수 있으므로 미세먼지, 황사 발생 수준, 개인별 호흡량 등을 고려하여 제품을 선택 하는 것이 바람직하다.

⊘ KF80은 평균 0.6㎛크기의 미세 입자를 80%이상 걸러낼 수 있으며 KF94, KF99는 평균 0.4㎛크기의 미세입자를 각각 94%, 99%이상 걸러낼 수 있다.

⊘ 보건용 마스크 구입 시에는 입자 차단 성능이 없는 방한대, 의약외품으로 허가받지 않은 마스크 등이 미세먼지, 황사 등을 차단할 수 있는 것처럼 광고, 판매되는 사례가 있어 주의해야 한다.

KF(Korea Filter)

보건용 마스크는 KF 문자 뒤에 숫자를 표시하여 해당 제품의 미세입자 차단 성능을 나타낸다.

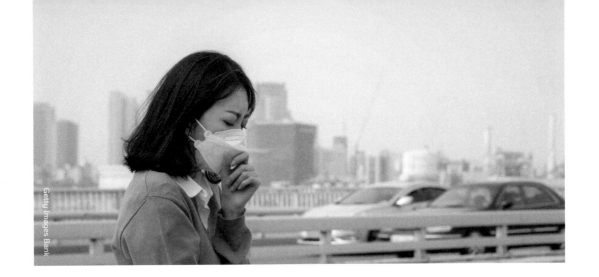

⊘ 약국, 마트, 편의점 등에서 보건용 마스크를 구입하는 경우에는 제품의 포장에서 '의약외품'이라는 문자와 KF80, KF94, KF99 표시를 반드시 확인해야 한다.

⊘ 온라인에서 구매하는 경우에도 게시된 제품명, 사진, KF표시 여부 등 해당 제품이 보건용 마스크로 허가된 것인지 확인 하고 구입해야 한다.

⊘ 보건용 마스크는 세탁하면 모양이 변형되어 기능을 유지할 수 없으므로 세탁하지 않고 사용해야 하며, 한 번 사용한 제품은 먼지나 세균에 오염되어 있을 수 있기 때문에 재사용하지 말아야 한다.

⊘ 수건이나 휴지 등을 덧댄 후, 마스크를 사용하면 밀착력이 감소해 미세입자 차단 효과가 떨어질 수 있으니 주의해야 하고 착용 후에는 마스크 겉면을 가능하면 만지지 말아야 한다.

⊘ 임산부, 호흡기, 심혈관 질환자, 어린이, 노약자 등 마스크 착용으로 호흡이 불편한 경우에는 사용을 중지해야 하며 필요한 경우 의사 등 전문가와 상의해야 한다.

02.
상식

🌐 **미세먼지 농도가 어느 정도일 때
마스크를 써야 하는지요?**

과학적 데이터가 부족해서 수치로 얘기하기가 곤란하지만 싱가포르에서는 24시간 평균 PM2.5 농도가 250㎍/㎥일 때 마스크 착용을 권한다. 그리고 평균 150㎍/㎥일 때 야외에서 장시간 일할 경우 쓸 수 있다고도 한다. 우리나라는 35㎍/㎥ 이상이면 '나쁨' 단계로 보건용 마스크 착용을 권고하고 있다.

이는 미국보다 더 엄격한 환경기준이다. 미국은 미세먼지 기준과 그에 따른 시민 행동요령을 가장 먼저 개발해서 활용한 나라다. 미국은 PM2.5농도가 56㎍/㎥이상이 '나쁨'이고, 151㎍/㎥이상이 '매우 나쁨' 단계인데, 우리나라는 36㎍/㎥이상이 '나쁨'이고, 76㎍/㎥ 이상이 '매우 나쁨'으로 분류된다.

KF94, KF99

KF94, KF99는 미세입자 (평균 입자크기 0.4㎛)를 각각 94%, 99% 이상 차단하여 미세먼지, 황사와 같은 입자성 유해물질과 신종플루 같은 감염원으로부터 호흡기를 보호해준다.

🌐 **보건용 마스크 KF94, KF99제품을 쓰면 세균이 죽나요?**

세균을 죽이는 것이 아니고 다만 마스크에 사용된 특수한 필터를 통해 외부에서 유입되는 세균을 차단하여 호흡기가 세균에 노출되는 정도를 줄여주는 효과가 있는 것이다.

미세먼지와 황사, 코로나19 극복하기

🔆 어린이용 보건용 마스크가 따로 있나요?

현재 어린이용과 성인용을 구분하여 허가된 보건용 마스크는 없으며 어린이 얼굴 크기에 맞는 마스크를 구입하여 어린이 얼굴에 잘 밀착시켜 사용해야 한다.

✅ 호흡기가 약한 영·유아는 미세먼지나 황사 수준이 '나쁨'이상일 때에는 외출하지 않는 것이 바람직하다.

🔆 보건용 마스크를 얼굴에 밀착시켜도 틈새로 공기가 들어오는데 호흡기 보호 효과가 있나요?

보건용 마스크는 입자 차단 성능과 함께 착용 시 틈새로 공기가 들어오는 정도에 대해서도 기준을 정하여 관리하고 있으므로 얼굴에 잘 밀착시켜 착용하면 입자성 유해 물질로부터 호흡기를 보호하는 효과가 있다.

🔆 마스크에 대한 불편한 진실

마스크는 정상적인 호흡을 방해해 몸에 악영향을 줄 수 있다. 산불이 나고 엄청난 오염도가 있을 때는 독가스를 마시지 않기 위해 마스크를 써야 하지만 미세먼지에 대한 공포심이 너무 크다 보니 마스크 사용의 위험도는 별로 인식하지 못하고 있는 게 문제다. 미세먼지에 예민한 소수가 쓰는 게 아니고 아무 증상을 느끼지 못하는 이도 무서워서 마스크를 쓴다.

⚫ 마스크를 쓰면 어떤 해로움이 있는지요?

우선 마스크를 쓰면 모든 사람이 숨쉬기가 불편하다고 한다. 숨쉬기가 불편하다는 것은 그만큼 우리 몸에 나쁘다는 반증이다. 미국 흉부학회는 가이드라인을 통해 보호용 마스크가 1회 호흡량을 감소시켜 호흡 빈도를 높이고 폐포와 폐에서 환기를 감소시키고 심박출량 감소 등 악영향을 줄 수 있다고 경고하고 있다.

마스크 사용에 대한 주의를 당부하는 의학적 정보는 굉장히 많은데 마스크를 써서 미세먼지의 건강 피해가 줄어들었다는 연구 결과는 없는 현실이다.

올바른 마스크 착용 방법

착용 전 보건용 마스크 KF 여부와 등급을 확인하세요.

01
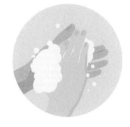

마스크를 만지기 전
깨끗하게 손을 씻는다.

02
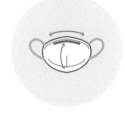

양 손으로 날개를 펼친 후
마스크를 오므린다.

03
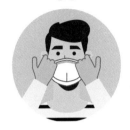

고정심 부분을 위로 하여
턱부터 시작해 입과 코를
완전히 가린다.

04
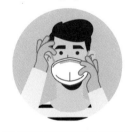

끈을 귀에 걸거나(접이형)
머리 뒤로 넘겨(컵형)
연결고리를 걸어준다.

05
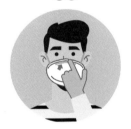

손가락으로 코 부분의
고정심이 밀착되도록
클립을 누른다.

06
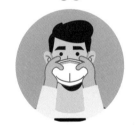

양 손으로 마스크 전체를
감싸고 공기 주설을
체크하면서 밀착시킨다.

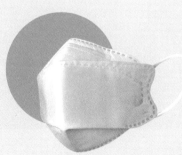

:: 보건용 마스크 등급 기준   KF(Korea Filter) 등급

한국 기준	분진포집효율	누설률	적용 예
KF80	80% 이상	25% 이하	황사 방지용
KF94	94% 이상	11% 이하	방역용
KF99	99% 이상	5% 이하	–

※ 분진포집효율 : 사람이 공기를 들여마실 때 마스크가 작은 먼지를 걸러주는 비율

코로나바이러스감염증-19(COVID-19)

01.
발생

🦠 '우한폐렴감염증(신종 코로나바이러스)' 사태 발생
2019년 12월

'2019년 12월 중국 후베이(湖北)성 우한(武漢)시에서 신종 코로나바이러스에서 의한 폐렴이 집단 발병하면서 시작된 사태를 말한다. 해당 사태는 우한시 위생건강위원회가 2019년 12월 31일 원인불명의 폐렴 환자 27명이 발생해 격리치료 중이라고 발표하면서 알려졌다'고 한다. 우한은 중국 후베이(湖北)성의 중심 도시로 인구는 1100만 명(중국 7번째)이며, 유학생을 포함해 한국 교민도 1000여 명 거주하고 있는 곳이기도 하다.

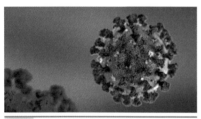

분류	호흡기 감염병
공식 명칭	코로나바이러스감염증-19 (COVID-19)
병 원 체	SARS-CoV-2 (국제바이러스분류위원회 공식 명칭, 2월 11일 명명)
주요 증상	고열, 근육통, 기침, 호흡곤란 등
최초 발병	중국 후베이(湖北)성 우한(武漢) 2019년 12월 최초 감염 추정

출처 : 미국 질병통제예방센터

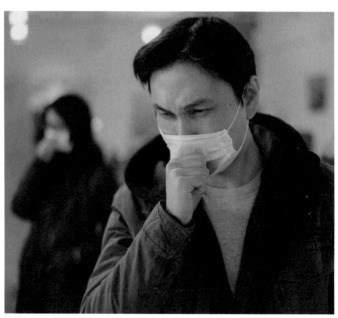

☎ 긴급 연락처 가까운 선별진료소, 관할보건소, 지역콜센터 120, 콜센터 1339

02.
확산

🏅 '코로나바이러스감염증-19' 확산
2019년 ~ 2020년

'2019년 12월 중국 후베이(湖北)성 우한(武漢)시에서 원인불명의 폐렴이 집단 발병하면서 시작된 사태로 2020년 1월에는 주변 아시아 국가와 북미, 2월에는 전 대륙으로 확산되며 발생국가가 40개국을 넘어섰다. 세계보건기구(WHO)는 감염세가 확산되자 1월30일 코로나19에 대해 '국제적 공중보건 비상사태'(PHEIC)를 선포했다.' 2월17일까지 확진자 수가 30명 선으로 유지되며 안정세를 보였으나, 우연치 않게 대구 지하철참사가 일어난 2003년 2월 18일, 만 17년 만에 2020년 2월 18일 감염자가 대구를 거점으로 경북지역에 확산되어 감염병 '위기경보' 단계가 '심각'으로 격상되었고 특별히 대구지역의 신천지 교인의 예배장소가 연관되어 감염 사례가 속출하면서 확진 자가 일파만파 늘어나게 되었다.

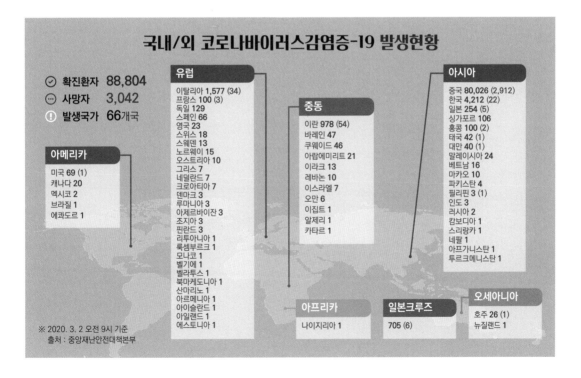

국내/외 코로나바이러스감염증-19 발생현황

- ✓ 확진환자 **88,804**
- ☺ 사망자 **3,042**
- ① 발생국가 **66**개국

유럽
이탈리아 **1,577** (34)
프랑스 **100** (3)
독일 **129**
스페인 **66**
영국 **23**
스위스 **18**
스웨덴 **13**
노르웨이 **15**
오스트리아 **10**
그리스 **7**
네덜란드 **7**
크로아티아 **7**
덴마크 **3**
루마니아 **3**
아제르바이잔 **3**
조지아 **3**
핀란드 **3**
리투아니아 **1**
룩셈부르크 **1**
모나코 **1**
벨기에 **1**
벨라루스 **1**
북마케도니아 **1**
산마리노 **1**
아르메니아 **1**
아이슬란드 **1**
아일랜드 **1**
에스토니아 **1**

아메리카
미국 **69** (1)
캐나다 **20**
멕시코 **2**
브라질 **1**
에콰도르 **1**

중동
이란 **978** (54)
바레인 **47**
쿠웨이드 **46**
아랍에미리트 **21**
이라크 **13**
레바논 **10**
이스라엘 **7**
오만 **6**
이집트 **1**
알제리 **1**
카타르 **1**

아시아
중국 **80,026** (2,912)
한국 **4,212** (22)
일본 **254** (5)
싱가포르 **106**
홍콩 **100** (2)
태국 **42** (1)
대만 **40** (1)
말레이시아 **24**
베트남 **16**
마카오 **10**
파키스탄 **4**
필리핀 **3** (1)
인도 **3**
러시아 **2**
캄보디아 **1**
스리랑카 **1**
네팔 **1**
아프가니스탄 **1**
투르크메니스탄 **1**

아프리카
나이지리아 **1**

일본크루즈
705 (6)

오세아니아
호주 **26** (1)
뉴질랜드 **1**

※ 2020. 3. 2 오전 9시 기준
출처 : 중앙재난안전대책본부

03.
코로나바이러스감염증19
(COVID-19)의

일상생활에서
지키기 쉬운
예방의
10가지 지혜

01

손, 발 청결 유지
눈, 코, 입 및 상처 오염 주의

비눗물로 손, 발을 청결하게 씻어주고 눈, 코, 입을 손으로 만지거나 후벼 파지 않도록 하며 상처 난 곳은 소독약으로 소독하여 균의 침입을 차단시킨다.

02

지속적으로
따뜻하거나 미지근한 물 섭취

찬물, 아이스크림 등 차가운 음식물의 섭취를 가능한 피하고 미지근한 물이나 따뜻한 물을 자주 마셔준다.

03

체온 유지

몸을 따뜻하게 할 수 있도록 목도리, 장갑 등을 착용하고 가능한 보온성이 있는 옷을 입고 외출하며 잠잘 때에는 중요한 장기가 들어있는 배는 꼭 이불을 덮어 따뜻하게 체온을 유지해 주어야한다.

04

신뢰할 수 있는
실시간 정보 숙지 및 실천 하기

뉴스, 정부기관, 관련단체 등에서 제공되는 신뢰할만한 정보를 실시간 잘 살피고 숙지하여 반드시 실천에 옮기도록 한다.

05

발열 유도에 좋은 음식물 섭취하기

균은 열에 약하므로 몸에서 열을 발생시킬 수 있는 흑염소, 마늘, 양파, 생강, 홍삼 등의 음식물을 적정량 섭취할 수 있도록 한다.

06

면역력을 위해 적절한 운동을 꾸준히 하기

숙면을 취하고 몸의 면역력을 키워주기 위하여 적절한 운동을 꾸준히 하여 몸의 컨디션을 유지한다.

07

입과 목이 건조하지 않도록 하기

균이 폐에 진입하는 것은 건조한 상태에서 들어가기 쉬움으로 입과 목을 물로 수시로 적셔주거나 껌을 씹는 등 침샘으로 입과 목이 건조하지 않도록 한다.

08

소독제로 청결 유지 하기

손 소독제를 손에 수시로 뿌리거나 발라 비벼주고 자주 쓰는 핸드폰에도 뿌려 소독해준다.

09

따뜻한 장소에 있기

햇빛이 있는 곳이나 뜨거운 난로에 몸을 건조시키고 차가운 곳은 가능한 피한다.

10

외출 시 마스크 착용 필수

외출할 때에는 마스크를 착용하고 외출 후, 집에 들어와 손발을 깨끗이 씻고 입었던 옷을 따뜻한 햇볕에 건조시킨다.

Message

이 책이 주는
교훈!

  각종 환경문제나 대기오염, 전염병, 바이러스의 균 등은 매스컴, 책 등에서 제공한 유익한 정보들을 잘 숙지하여 미리 예방하며 조심하고 주의해야할 대상이지 두려워할 대상이 아니다.

  두려움은 또 다른 질병을 가져올 수도 있다.

  두려움은 질병의 바이러스보다 전파력이 강하기 때문이다.

배수현

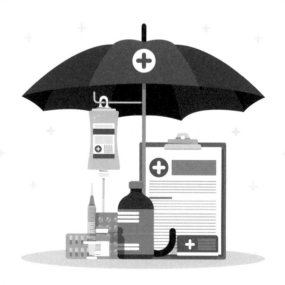